BEI GRIN MACHT SICH IHR
WISSEN BEZAHLT

AF166934

- Wir veröffentlichen Ihre Hausarbeit,
  Bachelor- und Masterarbeit

- Ihr eigenes eBook und Buch -
  weltweit in allen wichtigen Shops

- Verdienen Sie an jedem Verkauf

Jetzt bei www.GRIN.com hochladen
und kostenlos publizieren

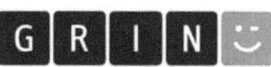

Bibliografische Information der Deutschen Nationalbibliothek:

Die Deutsche Bibliothek verzeichnet diese Publikation in der Deutschen National-
bibliografie; detaillierte bibliografische Daten sind im Internet über http://dnb.d-
nb.de/ abrufbar.

Impressum:

Copyright © 2019 GRIN Verlag
Druck und Bindung: Books on Demand GmbH, Norderstedt Germany
ISBN: 9783346254955

Dieses Buch bei GRIN:

https://www.grin.com/document/925415

Christine Bauer

Ethisches Dilemma in der onkologischen Krankenpflege

GRIN Verlag

Diploma Hochschule Nordhessen

Studiengang 10/17 B.A. für Medizinalfachberufe

Kaiserslautern

Hausarbeit in

Sozialwissenschaft

„Ethisches Dilemma" in der Onkologischen Krankenpflege

Wahrhaftigkeit am Krankenbett

Vorgelegt von: Christine Bauer

Bearbeitungszeitraum: 8 Wochen

Inhalt

1.Methodik:

Für die folgende Hausarbeit wurde die Literatur-Recherche als Methode gewählt. Neben Quellen aus Büchern, e- Books, Monografien, Fachliteratur, Sammelwerken, erfolgte die Recherche auch aus Internetquellen. Erfahrungen aus dem pflegerischen Berufsfeld mit unterschiedlichem Bezug bzw. Arbeitsfeld wie der Demenzbetreuung, oder die Öffentlichkeitsarbeit bei Nonprofitorganisationen, Ambulanter Pflege und Stationärer Krankenpflege, fließen als persönlicher Beitrag zu diesem Thema mit ein. Auf eine gleichzeitige Verwendung männlicher und weiblicher Sprachformen wird wegen der besseren Lesbarkeit verzichtet. Sämtliche Personenbezeichnungen gelten gleichermaßen für alle Geschlechter (männlich, weiblich, divers).

2.Einleitung

Dilemma, laut Duden: „ Zwangslage, Situation, in der sich jemand befindet, besonders wenn er zwischen zwei in gleicher Weise schwierigen oder unangenehmen Dingen wählen soll oder muss [...] Synonyme zu Dilemma, Kalamität, Misslichkeit, Verlegenheit, Zwangslage, Bedrängnis, Seelennot[...]." (vgl. duden.de, 2019)

Zunehmende Ökonomisierung, erhöhter administrativer Aufwand und stetige physische sowie psychische Belastungen in der Pflege, gaben in den letzten Jahren den Impuls die pflegerische Grund- u. Behandlungspflege in ihrem Handeln zu reflektieren. Moralische Zwiespältigkeit spiegelt sich in Beklommenheit, Ohnmacht, Unsicherheit aber auch in Unwissenheit einerseits und Ignoranz anderseits wider.

Darum forderten Erlebnisse und Erfahrungen aus der Onkologischen Fachpflege den Entschluss. in der Hausarbeit Stellung zu ethischen Problemen in der Onkologie aus der Sicht der Pflege zu beziehen.

Dabei will wird der Bezug medizinischen und pflegerischen Handelns in historischer Sicht nicht außer Acht lassen.

3. Ethik im Wandel der Zeit.

Philosophen, Heilkundler und Mediziner in der Antike, wie dem alten Ägypten, Mesopotamien und besonders dem antiken Griechenland, ebneten den Weg der Heilkunst mit Anspruch auf Wissenschaftlichkeit und Empirik.

Auf Grund von Sozilogischen Wandlungen in der Gesellschaft der Antike, weg von der archaischen Dominanz verschiedener Gottheiten und Denkweisen, entwickelte sich das philosophische Verlangen nach Individualität des Menschen weiter. Unterschiedliche Theorien, Ansätze und Sichtweisen wie z.b. Fragen hinsichtlich guter Lebensformen und Tugendhaftigkeiten als auch Prinzipien, geben Zeugnis in Schriften und Biografien ab. (vgl. Eckart, 2013)

Philosophische Denkweisen verankern ethische Einflüsse in den naturkundlich geprägten Lehren, der Schulen nicht nur des antiken Griechenlands bzw. Athens. Lehrer und Schüler der philosophischen Schulen verknüpften vorchristliche Dogmen mit neuen theoretischen philosophischen Ansätzen. (vgl. Leven, 2017)

Epikur, Anaxagoras, Hippokrates wie auch Asklepios und Platon, prägten den Mythos um philosophische Einflussnahme auch hinsichtlich medizinischen Handelns. Ethik als philosophische Disziplin bildete sich in den platonischen Frühdialogen um das Wesen der Tugenden wie z.B. Tapferkeit, Gerechtigkeit. weiter. Besonders Aristoteles, Schüler Platons (387 v. Christus) erweiterte das philosophische Denken Platons mit seiner Tugendethik. Mit dem Streben nach Glückseligkeit vervollständigt mit einem tugendhaften Charakter, sah man die Aristotelische Tugendethik als moralische Grundlage, prägend für das später in Europa aufkeimenden Christentum.(vgl. Leven, 2017)

Philosophen der Neuzeit wie Immanuel Kant (1724-1804) beeinflussten mit der Pflichtethik die Ethik nachhaltig. Kant implementierte mit dem kategorischen Imperativ das universelle formale Prinzip, dass es die Pflicht eines jeden endlichen Vernunftwesens ist, Grundsätze unseres Handelns so zu wählen, die eine universelle Ordnung des Handelns erlaubt. Mit dem Handeln als Pflicht objektiv nachvollziehbar und rein rational zu sein, untermauerte er somit die deontologische Ethik. (vgl. Haag und Wild, 2019)

Gegensätzlich dazu entwickelte sich der Utilitarismus, philosophisch gewachsen durch Jeremy Bentham (1748-1832) und John Stuart Mill (1806-1873). (vgl. Haag und Wild, 2019)

Im Vordergrund zweckorientierter, teleologischer Ethik sowie einer konsequentialistisches Ethik, stehen die Folgen des Handels im Fokus. Die Ethische Kosten – Nutzen – Rechnung mit dem größtmöglichen Glück, strebt nach Intensität, Gewissheit, Reinheit aber auch Kalkül. Dem Suchen nach Glück sind die Emotionen der Menschen zurückgestellt. Utilitarismus verlangt Opfer, die mitunter Verbrechen rechtfertigt. (vgl. Haag und Wild, 2019)

So beschreibt Haag und Wild im Einband ihrer Publikation u. Philosophen der Neuzeit: „Ab dem 17. Jahrhundert rückt die Urteilskraft des Menschen ins Zentrum des Denkens. In Moralphilosophie, Erkenntnistheorie, Methodologie und politischer Philosophie ist Autonomie ein Leitgedanke, der sich als Thema durch die ganze Philosophie der Neuzeit zieht." (vgl. Haag und Wild, 2019).

Konkurrierende Strömungen entwickelten sich bis ins 20.Jahrhundert. Gegen Ende des 20. Jahrhundert weckten Impulse die Nachdenklichkeit um die Begriffe wie Recht und Würde. Eine Reihe von unterschiedlichsten Theorien als auch Bereichsethiken prägten die Entwicklung. (vgl. Haag und Wild, 2019)

3.1. Ethisches Umdenken in der Medizin und Pflege

Innovative Technologien eingebettet in komplexe Handlungszusammenhänge, forderten neue moralische Schutzwürdigkeiten der Individuen. Kontroverse Diskussionen, wem alles moralischer Schutz zu gewähren ist, wurden angeregt beispielsweise zu Themen Organentnahmen und Hirntod, Sterbehilfe, Gentechnik, Klonierungen, Reproduktionsmedizin. (vgl. Leven, 2017)

So schreibt Leven auf Seite 72 seines Buches „Geschichte der Medizin" treffend: „ Die Anspruchshaltung tatsächlicher und zukünftiger Patienten begegnet einem weitverbreiteten Unbehagen gegenüber einer vermeintlich seelenlosen <<Apparatemedizin>>, die Menschen gegen ihren Willen am Leben erhalte." (vgl. Leven, Seite 72, 2017).

So beeindruckend aber auch die Fortschritte des 20. Jahrhundert sind, zeigen diese jedoch die Verletzlichkeit der Gesundheit des Menschen. Der scheinbaren Kontrolle von Infektionskrankheiten und anderen Geiseln, scheint der Erfüllung des

Menschheitstraumes, die Art der Verletzlichkeit des Körpers und der Seele als Bedingung des Lebens weiterhin entgegen zu stehen. (vgl. Huber, 2016)

Sensibilisiert durch die unfassbare Grausamkeit und Menschenverachtung in der Zeit des Nationalsozialismus, der Rolle der Pflege und Mediziner, ihren Gräueltaten, der „Medizin ohne Menschlichkeit", bekommt die heutige Biomedizin sowie die Medizinethik eine empfindliche Bedeutung zugerechnet. Teilweise mangelnde Aufarbeitung an Verbrechen um die Vererbungsforschung, Zwillingstudien und sogenanntem „unwertes Leben", zeigt sich auffordernd und zugleich mahnend im Erbe (vgl. https://www.thieme.de/viamedici/arzt-im-beruf-aerztliches-handeln,online 04/19).

4.Strukturelle Belastung- und Grenzsituationen in der onkologischen Pflege

In jeder QM-zertifizierter Onkologischen Klinik, sollte sich das Leitbild an entsprechende Leitbilder orientieren. Alle Berufsgruppen würden demnach ihren Kerntätigkeiten nachgehen können. Unverzichtbar, hinsichtlich einer Qualitätsoptimierung, wäre eine angemessene Gesprächs- und Informationskultur, einschließlich der Erstellung eines individuellen Behandlungsplanes und adäquaten Behandlungsweges. (vgl. Schmalenberg, Hartmann und Baumann, 2010)

So fassen Margulies et al. zusammen: „Hilfreich sind Pflegende, wenn sie fähig sind, neben der Vermittlung der individuell benötigten Informationen, Überlegungen von Patienten einzubeziehen. Ebenso, wenn die Auswirkungen der mit der existenziellen Bedrohung und der veränderten Lebens- Situation verbundene Unsicherheit erfasst wird. Das heißt, dass Pflegende auch in einem Informationsgespräch emotionale Aspekte wahrnehmen, ansprechen und die benötigte Unterstützung anbieten, oder in die Wege leiten müssen." (vgl. Margulies *et al.*, Seite 604 2017).

Kompletive Bedingungen, Prozess- u. Kulturbezogene Führungsherausforderungen, Unsicherheiten im Behandlungsregime mit unklaren Ergebnissen, zu straffe Hierarchien, begünstigen laut Richter, Norbert und Fricke „Atmosphärische Störungen" innerhalb des Arbeitsfeldes. Diese Faktoren spiegeln sich mit Frust, Unmut, sowie Unsicherheiten wider. (vgl. Richter, Norbert, Fricke, 2002)

Im Rahmen einer qualifizierter Personalentwicklung ist es strategisch wichtig und somit ein zentrales Element, Pflegepersonal so zu schulen, weiter zu bilden, fort zu bilden, um praxisnah Konflikte und Stressoren, professionell entgegentreten zu können (Fort-u. Weiterbildungen in Palliativer Pflege / Therapie, Schulungen in Ethik (eher kooperative Arbeit mit Ethik-Komitees, Recht, Kommunikation etc.).

Geschieht dies nicht, kann dies Auswirkungen auf interaktive Wirksamkeiten nach sich ziehen. Besonders dann, wenn das Verständnis eines strengen kurativen Handlungsansatz dominiert obwohl der Krankheitsverlauf von einer palliativen Dimension geprägt ist. (vgl. Lay, 2012)

Kurative ausgerichtete Therapie, Palliative Faktoren, Ökonomie, Patientenwille, Angehörigenwille können kollidieren. Mitunter wird „Moralischer Stress" erzeugt, der sich mit den Zentralberufsethischen Grundprinzipien wie z.B. „nicht schaden" und „Gutes tun" wiederum korreliert. (vgl. Richter, Norbert, Fricke, 2002)

4.1. Belastende Grenzsituation in der Onkologischen Pflege aus der Sicht der Patienten

Schwere Onkologische Krankheiten mit in fausten Prognosen, extremen Krankheitsverläufe wie zum Beispiel exulzerierten Tumoren, übelriechende Wunden, schweren Nebenwirkungen, palliativen Belastungssituationen, Akzeptanz ökonomische Entscheidungen hinsichtlich „Off Label Studien", rufen beim Patient eine oft extreme Unsicherheit hervor (vgl. Margulies *et al.*, 2017)

Klinische Therapiestudien stellen schwer kranke Krebspatienten vor eine Entscheidung. Sie erwarten die bestmögliche Therapie, mit der Hoffnung, ein wissenschaftlich überlegendes Konzept zu nutzen. Trotz strenge Genehmigung- und Kontrollverfahren besteht ein Risiko auf Nebenwirkungen. Sorgfältige Aufklärung durch fachkompetente Ärzte ermöglichen eine Risiken-Nutzen-Abwägung. Der Krebskranke Mensch lässt sich zum Teil auf neue Behandlungsstrategien ein. Möglicherweise erhält der Patient durch die Studie individuelle Betreuung, kann unter Umständen davon profitieren. Dies ist oft mit der Hoffnung und dem Bangen einer Heilung oder einem Progress verbunden. (vgl. Emmerich, 2003)

Unwirksame Chemotherapien, Emotionen wie Angst, Furcht, Ungewissheit, also psychische und physische wie auch soziale Belastungsfaktoren potenzieren sich im Procedere des Behandlungsprozesses. Der Patient als Individuum kann oft nicht frei handeln. Informationen durch das Internet, Einflussnahme durch Angehörige, als auch Aufklärungen seitens dem Behandlungsteams, verändern die Sichtweise des Erlebten. (vgl. Margulies et al. 2017)

Dr. med. Jürgen Bickhardt formuliert es treffend: „Es kommt immer wieder vor, das Schwerstkranke oder Hochbetagte am Ende ihres Lebens keine Kraft mehr aufbringen, ihren eigenen Willen durchzusetzen. Sie geben dem Drängen der Ärzte oder ihrer Angehörigen nach und lassen Eingriffe über sich ergehen, die sie eigentlich gar nicht wollen." (vgl. Bickhardt, Seite 9, 2017).

4.2. Belastende Grenzsituationen in der Onkologischen Pflege aus der Sicht der Angehörigen

Kränzle, Schmid u. Seeger beschreiben: „ Angehörige sind alle familiären, menschlich sehr nahestehenden und über eine Vollmacht verfügende Bezugspersonen der von der Pflege abhängigen Menschen, die in einer gewaschenen Beziehung vielfältige Leistungen (Versorgung, Pflege, Betreuung,) und weitere materielle/immaterielle Zuwendungen (nachbarschaftliche Hilfen, seelischen Beistand) erbringen." (vgl. Kränzle, Schmid and Seeger,Seite 45, 2014). Die Autoren antworteten auf die Frage (außer halb des Gesetzes): „Wer sind eigentlich Angehörige"?

Angehörige können wie ihre erkrankten Familienmitglieder mit hohen Belastungsfaktoren gefordert sein. Stresssymptome auf physischer und psychischer Ebene können sich einstellen, z.B. Schlafstörungen, diffuse Schmerzsymptome, Gefühle der Hilfslosigkeit und Ohnmacht, Müdigkeit, Angst. (vgl. Thöns u. Sitte, 2016)

Diese emotionalen Destabilisierungen können auf der einen Seite eine harmonische Beziehung festigen, so dass sie näher zusammenrücken und gemeinsam alles durchstehen. Anderseits können sie aber auch nach dem ersten Schock zur Routine zurückfinden, oder gar Uneinigkeiten und Ambivalenzen in den Beziehungen provozieren. (vgl. Margulies *et al.*, 2017)

Dies wirkt sich wiederum direkt auf die Lebensqualität des Patienten aus. Stimmungen sowie Ängste und Traurigkeit korrelieren, die Betreuung wird für alle am Pflegeprozess beteiligten Berufsgruppen schwieriger und aufwändiger. (vgl. Thöns, Sitte, 2016)

Traurigkeit, Wut, Melancholie als negative Emotionen entstehen aus einer Art von Protest gegen eine Welt, die einen zutiefst kränkt, belastet oder sich situativ ungerecht verhält. So beschreibt Th Vasek in der Philosophie Zeitschrift „Hohe Luft", um das Thema Wut und Trauer: „Wenn wir wütend sind, bewerten wir in gewisser Weise einen Menschen oder eine Situation.[…]Die Trauer ist wohl das intensivste, tiefste Form der Traurigkeit." (vgl. Vasek, Seite 43, 2019)

5.Der Wille des entscheidungsfähigen Patienten und seine Behandlungswünsche

Grundgesetz der Bundesrepublik Deutschland: „Artikel 1: Die Würde des Menschen ist unantastbar. Sie zu achten und zu schützen ist Verpflichtung aller staatlichen Gewalt" […]. „Artikel 2: (1) Jeder hat das Recht auf die freie Entfaltung seiner Persönlichkeit, soweit er nicht die Rechte anderer verletzt und nicht gegen die verfassungsmäßige Ordnung oder das Sittengesetz verstößt.(2) Jeder hat das Recht auf Leben und körperliche Unversehrtheit. Die Freiheit der Person ist unverletzlich. In diese Rechte darf nur auf Grund eines Gesetzes eingegriffen werden." (vgl.www.gesetze-im-internet.de)

Die Autonomie als essenzieller Ausdruck der Freiheit und Entfaltung des einzelnen Bürgers, wird in der Bundesrepublik Deutschland im Grundgesetz verankert. Ruth Schwerdt schreibt in Ethik und Recht: „Ihre Moralität basiert auf dem Universalisierungsprinzip der Würde und Rechte (im Kategorischen Imperativ nach Immanuel Kant)." (vgl. Petzhold et al.,Seite 22, Autonomie als grundlegendes Werteprinzip , Schwerdt, 2007)

So schrieb Kant 1790 im § 7, Grundgesetz der reinen praktischen Vernunft: „Handle so, daß [sic!] die Maxime deines Willens jederzeit zugleich als Prinzip einer allgemeinen Gesetzgebung gelten könne." (vgl. Kant, Seite 738, Anaconda-Verlag 2015).

Freie Entfaltung der Persönlichkeit und das Recht auf körperliche Unversehrtheit bedeuten auch, dass jeder Eingriff in die Unversehrtheit eines Menschen, die Einwilligung durch den Betroffenen voraussetzt. Dazu gehören ärztliche, pflegerische und therapeutische Handlungen.

Das Versagen der Einwilligung seitens der Patienten bestätigt die Rechtsordnung der Bundesrepublik Deutschland, auch dann, wenn das Unterlassen den eigenen Tod als Folge haben könnte. Natürlich muss die Einsicht.-bzw. Einwilligungsfähigkeit des Patienten vorab sichergestellt sein. (vgl. Bickhardt, 2017)

Bickhardt fasst zusammen: „Jeder Eingriff in die körperliche Unversehrtheit eines Menschen bedarf der Einwilligung durch den Betroffenen. Ohne die Einwilligung erfüllt der Begriff den strafbaren Tatbestand der vorsätzlichen Körperverletzung. Und: Jeder hat das Recht, medizinische Eingriffe abzulehnen, selbst wenn dieser Eingriff sein Leben retten könnte." (vgl. Bickhardt, 2017).

Eine Vorsorge in gesunden Tagen kann mit einer Patientenverfügung Behandlungssituationen mit dem entsprechenden Procedere festleget werden. Ein Mensch wünscht sich Strategien für die Zeit, wenn er dazu nicht mehr in der Lage ist. Die Vorsorgevollmacht bevollmächtigt einer Vertrauensperson seiner Wahl, die Einhaltung der Patientenverfügung. (vgl. Bickhardt, 2017)

5.1. Der Wille des nicht entscheidungsfähigen Patienten
Solange ein Patient nicht kognitiv eingeschränkt ist, hat er alleine die Möglichkeit über seinen Körper zu entscheiden. Dies gilt insbesondere für lebenserhaltende und lebensverlängernde Maßnahmen. Ändert sich im Laufe einer schweren Erkrankung (z.B. Krebs) die Lebensqualität, muss das Therapieziel angepasst werden. Besteht keine oder eine nicht eindeutige Patientenverfügung, bleibt nur noch der Dialog mit den Angehörigen bzw. Zugehörigen. (vgl. Laura Gerken BA Pflege, 2015)

5.2. Fallbeispiel um den Willen eines nicht mehr entscheidungsfähigen Patienten
Ein Fallbespiel (Frei erfunden aber exemplarisch für erlebte Situationen im Berufsalltag) soll den Konflikt bei nicht eindeutigen Patientenverfügungen etwas verdeutlichen. Hr. Müller sorgte in „gesunden Tagen" mit einer Patientenverfügung vor. Detailliert formulierte er seine Patientenverfügung. Eine noch nicht belastende chronische neurologische Erkrankung festigt die Entscheidung. Im Fall eines progredienten Verlaufs wusste er genau wie eine palliative Situation zu managen sei (z.B. keine Dialyse, keine unnötigen Therapien, keine Beatmung etc.). Seine Ehefrau als Entscheider beschrieb er im letzten Teil seiner Verfügung. Eine hinzukommende onkologische Erkrankung ließ seine kognitiven Fähigkeiten unerwartet sinken.

Immobilität, Supportive Belastungen durch die Chemo-u. Antikörpertherapie beschleunigten seinen physischen und psychischen Verfall. Seinen Willen konnte er nicht mehr aussprechen. Die Ehefrau entschied in ihrem Schmerz und ihrer Trauer trotz Beratung aller beteiligten Berufsgruppen (Fachärzte, Palliatives Beratungsteam, Seelsorge) entgegen seinem Willen. Therapien wurden eingefordert und fortgesetzt. Ein Dialysieren stand an. Viele Gespräche (auch Kontrovers) wurden im Behandlungsteam mit dem Ehepartner geführt. Nach langen belasteten Situationen eskalierte zusehend die Therapiestrategie. Letztendlich ermöglichten die Kinder und Freunde der Familie dem Patienten eine palliative Intervention. Der Patient durfte sterben. Ärzte wie Pflegende und die Angehörigen waren in diesem Dilemma emotional stark belastet.

5.3. Auswahlkriterien eines Bevollmächtigten in Vorsorgevollmacht und Patientenverfügung

Vorsorgevollmacht und Patientenverfügung sind unterschiedlichen Dokumente mit unterschiedlichen Funktionen und Adressaten. Die Patientenverfügung regelt die medizinische Versorgung des Patienten und gibt Ärzten, Therapeuten sowie der Pflege eine Handlungsrichtung an. Eine Vorsorgevollmacht autorisiert den Bevollmächtigten, Aufgaben und Regelungen umzusetzen, über die Patientenverfügung hinaus. Bei der Auswahl des Bevollmächtigten sollten wichtige Kriterien beachtet werden. Neben einer gesundheitlichen und altersmäßigen Eignung, sollten in Partnerschaften das gleichzeitige Altwerden mitbedacht werden. Die Betreuungsvollmacht kann problematisch werden, wenn der betreuende Partner aus seiner eigenen Kognition heraus nicht mehr nachhaltig oder gar emotional belastet irrational entscheiden kann. Oft werden Familienangehörige wie Kinder und gar Enkel als früh gewählte Bevollmächtigte mit der Entscheidung in ferner Zukunft beauftragt. Eine Evaluation der Auswahl von Zeit zu Zeit kann von Vorteil gereichen. (vgl. Roth et al, 2016)

Neben Vertrauenswürdigkeit, Charakter und Kompetenz stellen auch soziale und wirtschaftliche Stabilitäten ein wichtiges Kriterium in der Auswahl der Betreuungsperson dar. Eine Betreuungsperson mit instabilen finanziellen Strukturen oder labilem Charakter, könnte ein Risiko in der freien sowie einer unabhängigen Entscheidungsfähigkeit darstellen.

Vorzugsweise wären folgende Kriterien wünschenswert: Starke Persönlichkeit, Durchsetzungsfähigkeit, Konfliktfähigkeit, Kompetenz, Unabhängigkeit, Überzeugungsfähigkeit, Zeit, örtliche Nähe, Respekt vor den Wünschen der zu betreuenden Person. (vgl. Roth *et al.*, 2016)

Das oben genannte Bespiel zeigt, wie schwierig es zu entscheiden gilt, wenn der Patientenwille zwar verfasst wird, aber letztlich vom eingesetzten Betreuer interpretiert wird. Dabei sieht das Bürgerliche Gesetzbuch Strategien zum Erfassen des mutmaßlichen Willens vor.

Fixiert im Bürgerlichen Gesetzbuch ist zu lesen in § 1901 a, ABS.2, BGB : „ Liegt keine Patientenverfügung vor oder treffen die Festlegungen einer Patientenverfügung nicht auf die aktuelle Lebens- und Behandlungssituation zu, hat der Betreuer die Behandlungswünsche oder den mutmaßlichen Willen des Betreuten festzustellen und auf der Grundlage zu entscheiden, ob er in eine ärztliche Maßnahme nach Absatz 1 einwilligt oder sie untersagt. Der mutmaßliche Wille ist aufgrund konkreter Anhaltspunkte zu ermitteln. Zu berücksichtigen sind insbesondere frühere mündliche oder schriftliche Äußerungen Überzeugungen und sonstige persönliche Wertvorstellungen des Betreuten." (vgl. Gesetze im Internet, online 04/19).

Häufig wird dann doch die Patientenverfügung in der einer aktuellen Lebenskrise, also einer schweren Erkrankung, zur Auslegungssache. Wichtige Gespräche mit allen im Behandlungsprozess Beteiligten, setzen einen ethischen korrekten Umgang in der Kommunikation voraus. Ethische Aspekte wie Wahrhaftigkeit Empathie und Perspektivenwechsel, bieten die Basis Handlungsmöglichkeiten und deren Folgen einzuschätzen. (vgl. Bickhardt, 2017)

6. Wahrhaftigkeit am Krankenbett

Laut Immanuel Kant bedeutet Wahrhaftigkeit: „ Daß das, was jemand sich selbst oder einem andern sagt, wahr sei, dafür kann nicht jederzeit stehen (denn er kann irren), dafür kann und muß er stehen, daß sein Bekenntnis oder Geständnis wahrhaft sei, den dessen ist er sich unmittelbar bewußt." [sic.!] (vgl. https://www.textlog.de/32761.html online 23.4.19 eingesehen, Eilsler, Kant-Lexikon).

Diagnostische und therapeutische Maßnahmen sollten sich nach der Belastbarkeit und aktuellen Lebensqualität des Patienten richten, mit dem Ziel einer besseren allgemeinen Situation. Eine professionelle Begleitung hinsichtlich gezielter Aufklärung und vorsorgender Planung wäre wünschenswert. (vgl. Thöns und Sitte, 2016)

Der Prozess der Begleitung erfordert wahrhaftige, ethische sowie kompetente fachliche Haltung, medizinische-pflegerischen -Sachverstand,transparent darzustellen. Somit strebt praktizierte Wahrhaftigkeit nach dem Anspruch, Information und somit auch die Aufklärung des Patienten mit seinen Angehörigen in Einklang zu bringen. Dabei gilt Wahrhaftigkeit als moralisches Gut, welches die Wahrheit als Grundbedürfnis präferiert. Der erfolgreichen Kommunikation, besonders in einer gesundheitlichen und somit existentiellen Krisensituation setzt natürlich eine Authentizität, Empathie und Akzeptanz gegenüber dem Patienten voraus. Arzt und Pflege sollen erkennbar kooperieren und präferieren therapeutische Tätigkeiten auf der Basis einer wahrhaftigen Grundhaltung. (vgl. www. St-johannes.de, online 04./18)

Der Patient mit einer nicht heilbarer Krebserkrankung soll auf der emotionalen und sozialen Dimension Informationen erhalten. Gestaltung und Reflexion einer patientenzentrierten Kommunikation aktiviert die Beziehung bzw. eine Annäherung zwischen dem Patienten und allen am Behandlungsprozess beteiligten Gruppen. (vgl. www.leitlinien.net, AWMF)

Zu Beginn des Gespräches ist zu klären, was der Patient über seine Erkrankung weiß, was für ihn wichtig ist und vor allen Dingen wie weit er informiert werden will? Es stellt sich aber auch die Frage, ob einer vollständigen wahrheitsgemäßen Aufklärung über einen progredienten Verlauf dem Patient Schaden zufügen könnte. Hoffnung auf Besserung als menschliches Grundrecht, oder wohlwollende Täuschungen treten als Argumentation hervor. Aber die Wahrhaftigkeit als ein ethischer Wert sollte verpflichtend sein, besonders dann, wenn aus nicht wahrheitsgemäßem Verhalten Misstrauen und Skepsis entsteht. (vgl. Hick, Gommel, 2007)

Hick et.al schreibt dazu folgendes: „In der Regel wird es daher nicht gerechtfertigt sein, einem Patienten die Wahrheit über seine Erkrankung zu verschweigen. Das heiß nicht, dass eine Zwangsaufklärung erfolgen muss, wenn der Patient zu verstehen gibt, dass er es >>so genau eigentliche gar nicht wissen will<<."[...] „Ein solcher Verzicht des

Patienten auf Aufklärung kann jedoch im weiteren Therapieverlauf zu Schwierigkeiten bei der Compliance führen."(vgl. Hick et al , Klinische Ethik Seite 36, 43,Springer-Verlag) .

Daher sollte um wichtige Entscheidungen treffen zu können, alle Betroffene (Erkrankter, Angehörige) eine Offenheit erfahren, angepasst an eine Situation mit geeigneten Rahmenbedingungen. Aufklärung und Beratung mit Wahrhaftigkeit aber nicht mit rücksichtsloser Wahrheit, um einen sensiblen sowie vertrauensvollen Umgang zu gewährleisten. (vgl. Margulies *et al.*, 2017)

7. Die Ermittlung des mutmaßlichen Patientenwillens

Liegt eine Patientenverfügung dem Behandlungsteam vor, muss bei kognitiver Beeinträchtigung des Schwerstkranken Menschen sein schriftlicher Wille sichergestellt werden. Besonders wenn wichtige Entscheidungen und medizinische Maßnahmen festzulegen sind. Es muss evaluiert werden ob der schriftliche Wille der jetzigen Situation entspricht. Problematisch wird die Ermittlung des Willens, wenn keine oder eine unvollständige bzw. nicht realistische Patientenverfügung vorliegt. Die tägliche Routine in der onkologischen Pflege bestätigt noch zurückhaltender Umgang mit dem Hilfsmittel einer Patientenverfügung, oder Einrichtung einer Vorsorgevollmacht. (vgl. Bickhardt, 2017)

J. Bickhard mutmaßte während seiner Tätigkeit als Kardiologe, Intensivmediziner und Mitarbeiter in der Hospizarbeit folgendes zur Notwendigkeit der Willensermittlung: „In der Realität wird er allerdings nur sehr selten ermittelt. Die wichtigsten Gründe sind die Angst der Handelnden vor nachteiligen juristischen Konsequenzen, die Unkenntnis der Rechtslage und der standesrechtlichen Regeln oder Zeitmangel." (vgl. Bickhardt, Seite 25, 2017).

Richtig schwierig werden Abwägungen, wenn Patienten Einschränkungen in der Geschäftsfähigkeit oder -unfähig haben, besonders dann, wenn eine Wechselhaftigkeit besteht und die Einsicht beeinträchtigt ist. Trotzdem sollten Patienten mit eingeschränkter Urteilsfindung mit in den Entscheidungsprozess einbezogen werden. (www. unimedizin.mainz.de, online 24.4.19)

7.1. Der Prozess der Willensermittlung des subjektiven Patientenwohl

Parallel zur Klärung der Indikationen und Therapievorschlägen im Behandlungsteam steht die Suche nach den geeigneten Personen zur Ermittlung des Patientenwillens. In diesem Stadium der Ermittlung um das subjektive Patientenwohl besteht die Wichtigkeit einen entsprechenden Treuhänder zu finden. In Gesprächen kann mit Angehörigen und -Bezugspersonen ein Ergebnis gefunden werden. Haben sie einen harmonischen Bezug zu ihrem erkrankten Familienmitglied können sie schon Hinweise zum Wohl geben. (vgl. Hick und Gommel, 2007)

Jedoch können solche Gespräche auch eskalieren, wenn Bezugspersonen kontroverse Meinungen haben. Nicht nur erlebte negative Erfahrungen, sondern auch intensive Erlebnisse in der Familie auf juristischer, emotionaler, sozialer und psychischer Basis, trüben eine rationale Entscheidung. Eine Übereinstimmung ist nur mit vielen mediatorischen Gesprächen erfolgreich. (vgl. Bickhardt, 2017)

Zunächst ist eine klare medizinische und therapeutische Ausrichtung und Stellungnahme seitens des Behandlungsteams gegenüber den Angehörigen zu kommunizieren. Besonders dann, wenn der Tod des Patienten nicht unmittelbar bevorsteht. Hier wird die Entscheidung einer Therapiebegrenzung deutlich problematischer. Das Pro und Kontra einer Begrenzung der Therapie bei Patienten sollte hier als Grundlage der Entscheidungsfindung mit einbezogen werden. Fragen nach Therapieeffizienz, leitvolle Symptome, frühere Patientenäußerungen, Benefit, Ressourcen des Erkrankten, Prognose, Bewusstsein und Schaden müssen hierbei wahrhaftig beantwortet werden, wenn moralisch gesehen durch die Therapie dem Patienten ein zusätzliches Leiden bevorsteht. (vgl. Hick und Gommel, 2007)

Komplexe Situationen lassen eine Beratung und Einschaltung von anderen Fach-Ärzten, Seelsorger, Psychologen und besonders dem Konzil eines Ethik-Komitee rechtfertigen. Hilfreich in einer solchen Gesprächsrunde mit Einbezug der Betroffenen, eigene Gefühle und die der Anderen auszutauschen, Perspektivenwechsel vornehmen, verschieden Handlungsmöglichkeiten und deren Folgen zu betrachten. Medizinische-pflegerische Leitwerte, Rechtslage, institutionelle sowie soziologische Aspekte dürfen zur Einschätzung nicht außer Acht gelassen werden. (vgl. Bickhardt, 2017)

Die folgende Grafik soll einen grafischen Ausschnitt des Prozesses bei nicht entscheidungsfähigen Menschen zeigen:

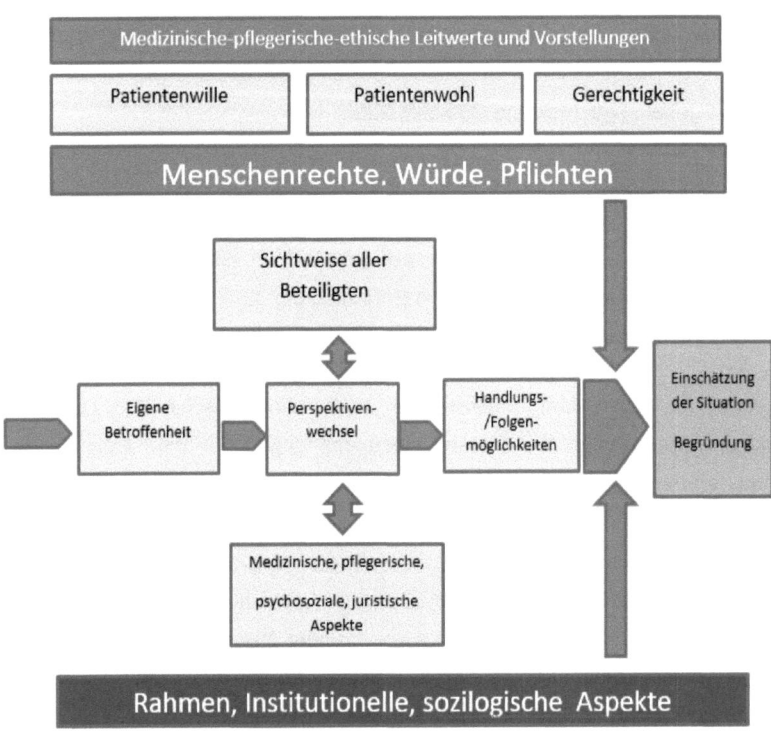

Hilfreich in diesem Prozess der Entscheidungsfindung kann die Nutzung von entsprechenden Assessments (z.B. Fragebögen, Algorithmen) sein.

8. Fazit und Ausblick

Ideal und Wirklichkeit klaffen im medizinischen und pflegerischen Alltag auseinander. Rahmenbedingungen und Strukturen in unseren Gesundheitssystemen, strebendes Verhalten nach immer mehr Ökonomie im Gesundheitssektor mit der Ware Pflege oder medizinische Grundversorgung, lassen ethische Grundprinzipien nur zu gerne außer Acht. Die Philosophische Weisheit nach Konfuzius wie zum Beispiel: „Was ich nicht mag, das die Leute mir zufügen, das mag ich auch ihnen nicht zufügen." (vgl. Die Lehren des Konfuzius, Übersetzung R. Wilhelm, Seite 175, Verlag Zweitausendeins), will im medizinischen und pflegerischen Versorgungs- Alltag reflektiert sein.

Vielmehr sollte die moderne Gesundheitspolitik alle Ressourcen ausnutzen, die ihr zur Verfügung stehen. Diese Möglichkeit besteht schon in Ausbildung der Einsteiger in alle Medizinal-Fachberufe, als auch in Fort -und Weiterbildung. Ethik, die operative Ebene von Ethik, Methoden der Wahrheitsfindung, können hierbei im Unterricht/Bildung als Auftrag verstanden werden. Vielmehr auch die fehlende Kenntnis um Möglichkeiten (z.B. Ethikkomitee, Ethikberatung, Assessments, Ethikschulungen), souverän auch in ethischen Dilemmasituationen als Team effizient handeln zu können, spiegelt sich noch immer in einem gehemmten Informationsfluss innerhalb des pflegerischen Alltags wider.

Teleologische Ethik mit dem Fokus auf das Handlungsziel sollte jedoch deontologische Argumentationen einbinden. Die Arbeit von implementierten Ethikkomitees, und das Wissen um diese Ressource bilden hierbei eine entscheidende Möglichkeit, Fachwissen der berufenen Mitarbeiter abrufen zu können. Im Sinne einer strukturierten Vorgehensweise, die Prinzipien wie Autonomie, Benefit, Wahrhaftigkeit Sachlichkeit, unparteiisch sowie objektiv umzusetzen, stellt diese Kompetenz in einer modernen technologisch dominanten Medizin und Pflege eine unabdingbare Aufgabe dar.

Literaturverzeichnis:

Bickhardt, J. (ed.) (2017) *Der Patientenwille: Was tun, wenn der Patient nicht mehr selbst entscheiden kann? : ein Ratgeber für Angehörige, Betreuer, Bevollmächtigte, Ärzte, Pflegekräfte, Seelsorger und andere.* 4th edn. München: C.H. Beck.

Eckart, W.U. (2013) *Geschichte, Theorie und Ethik der Medizin.* 7. Auflage (Springer-Lehrbuch).

Emmerich, B. (2003) *Soll ich bei einer Therapiestudie mitmachen? Was Sie davon haben und was Sie vorher wissen müssen.* 2nd edn. (Therapiestudien in der Hämatoonkologie). Freiburg: s&kGrey.

Haag, J. and Wild, M. (2019) *Philosophie der Neuzeit.* (C.H. Beck Wissen, 2822). München: C.H.Beck.

Hick, C. and Gommel, M. (eds.) (2007) *Klinische Ethik: [mit Fällen].* Berlin, Heidelberg: Springer Medizin Verlag Heidelberg (Springer-Lehrbuch). Available at: http://site.ebrary.com/lib/alltitles/docDetail.action?docID=10160465.

https://www.duden.de/suchen/dudenonline/Dilemma (2019), online : 21 März 2019).

https://www.Flichen+patientenwillens+gesetze&oq=ermittl&gs_ (online: 24 April 2019).

https://www.thieme.de/viamedici/arzt-im-beruf-aerztliches-handeln-1561/a/aerzte-im-dritten-reic (no date).online 04/1: https://www.thieme.de/viamedici/arzt-im-beruf-aerztliches-handeln-1561/a/aerzte-im-dritten-reich.

Huber, W. (2016) *Ethik: Die Grundfragen unseres Lebens von der Geburt bis zum Tod.* (Beck Paperback). München: C.H. Beck. Available at: http://lib.myilibrary.com/detail.asp?ID=900646.

Kant, I. (2015) *Die drei Kritiken: Kritik der reinen Vernunft (1781/87) ; Kritik der praktischen Vernunft (1788) ; Kritik der Urteilskraft (1790).* Köln: Anaconda.

Kränzle, S., Schmid, U. and Seeger, C. (eds.) (2014) *Palliative Care: Handbuch für Pflege und Begleitung.* 5th edn. Berlin: Springer. Available at: http://dx.doi.org/10.1007/978-3-642-41608-8.

Laura Gerken BA Pflege (2015) 'Palliativ Care: Patientenverfügung sichert Selbstbestimmung', *Die Schwester Der Pfleger*, 7/15(54), pp. 78–80.

Lay, R. (2012) *Ethik in der Pflege: Ein Lehrbuch für die Aus-, Fort- und Weiterbildung ; [Pflegewissenschaft, Pflegepraxis, Pflegemanagement, Pflegepädagogik].* 2nd edn. (Pflege).

Leven, K.-H. (2017) *Geschichte der Medizin: Von der Antike bis zur Gegenwart.* 2nd edn. (C.H. Beck Wissen, Bd. 2452). München: Verlag C.H. Beck. Available at: https://ebookcentral.proquest.com/lib/gbv/detail.action?docID=4818810.

Margulies, A. *et al.* (eds.) (2017) *Onkologische Krankenpflege*. 6th edn. Berlin, Heidelberg: Springer Berlin Heidelberg. Available at: http://dx.doi.org/10.1007/978-3-662-53955-2.

Roth, W. *et al.* (eds.) (2016) *Patientenverfügung und Vorsorgevollmacht: Was Ärzte und Bevollmächtigte für Sie in einem Notfall tun sollten*. 3rd edn. Wien: Linde international.

Petzhold et al (2007) Ethik und Recht. s.l.: Verlag Hans Huber. Available at: http://elibrary.hogrefe.de/9783456943985/A.

Schmalenberg, H., Hartmann, R. and Baumann, W. (2010) *Qualitätsmanagement und Zertifizierung in der Onkologie*. Berlin, Heidelberg: Springer-Verlag Berlin Heidelberg. Available at: http://gbv.eblib.com/patron/FullRecord.aspx?p=666542.

Thöns, M. and Sitte, T. (eds.) (2016) *Repetitorium Palliativmedizin: Zur Vorbereitung auf die Prüfung Palliativmedizin*. 2nd edn. Berlin, Heidelberg: Springer Berlin Heidelberg. Available at: http://dx.doi.org/10.1007/978-3-662-49325-0.

Vasek (2019) 'Wieviel Moral ist gut für uns? Für alle die Lust am Denken haben'. Wut &Trauer, *Hohe Luft* (2/2019), pp. 41–45.

BEI GRIN MACHT SICH IHR WISSEN BEZAHLT

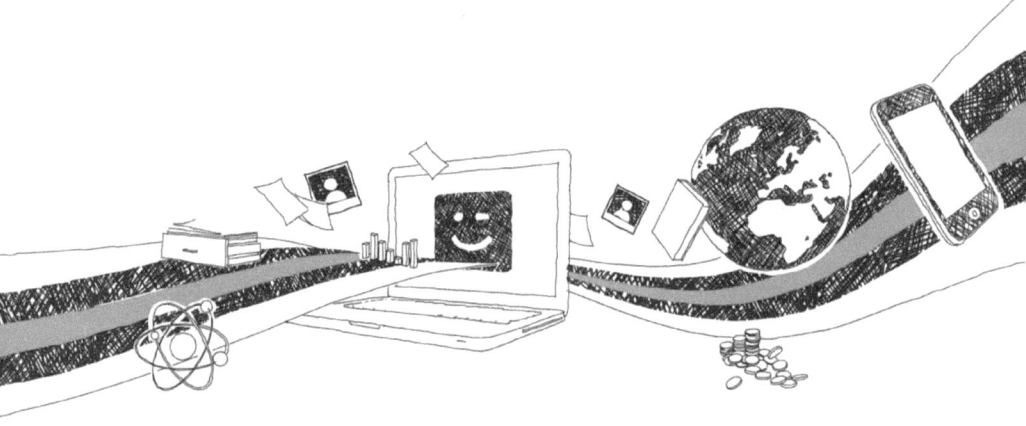

- Wir veröffentlichen Ihre Hausarbeit,
  Bachelor- und Masterarbeit

- Ihr eigenes eBook und Buch -
  weltweit in allen wichtigen Shops

- Verdienen Sie an jedem Verkauf

Jetzt bei www.GRIN.com hochladen und kostenlos publizieren

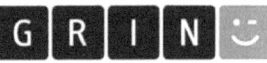